RECHERCHES SUR L'INFLUENCE

DES

EAUX DE MARIENBAD

SUR LA NUTRITION, LA DIGESTION ET LA CIRCULATION

FAITES

DANS LES HOPITAUX DE PARIS

PAR

Le Dr SIGISMOND DOBIESZEWSKI

Médecin aux eaux de Marienbad
Membre correspondant de la Société d'hydrologie médicale
et de la Société de médecine pratique de Paris
de Sociétés médicales de Jassy, Cracovie, Lublin, Odessa, Varsovie, Vilna.

PARIS

OCTAVE DOIN, ÉDITEUR

8, PLACE DE L'ODÉON, 8

1889

RECHERCHES SUR L'INFLUENCE

DES

EAUX DE MARIENBAD

SUR LA NUTRITION, LA DIGESTION ET LA CIRCULATION

FAITES

DANS LES HOPITAUX DE PARIS

PAR

Le Dr SIGISMOND DOBIESZEWSKI

Médecin aux eaux de Marienbad
Membre correspondant de la Société d'hydrologie médicale
et de la Société de médecine pratique de Paris
de Sociétés médicales de Jassy, Cracovie, Lublin, Odessa, Varsovie, Vilna.

PARIS

OCTAVE DOIN, EDITEUR

8, PLACE DE L'ODÉON, 8

1888

INTRODUCTION

Pendant que toutes les branches de la science médicale font, de notre temps, des progrès rapides ; seule, la balnéologie reste encore en arrière. Bien des circonstances contribuent à ce retard. Et d'abord, il faut prendre en considération que les eaux minérales présentent des médicaments très complexes, possédant dans leur composition une quantité de remèdes, qui, séparément, peuvent agir sur l'organisme d'une manière différente que pris dans leur ensemble. Ainsi, étudiant les effets des eaux minérales sur l'organisme, il faudrait savoir : si cet effet dépend d'un des agents ou de leur ensemble, tel que nous le trouvons dans les sources. Aucune de ces questions n'est encore résolue d'une manière satisfaisante. D'un autre côté, nous autres, médecins consultants aux eaux, nous devrions fournir à nos collègues des observations faites sur lieu même, capables de faire apprécier les effets de nos eaux, et il nous est presque impossible de remplir notre tâche d'une manière satisfaisante. Quel est le terrain sur lequel nous agissons dans nos établissements et qu'exige de nous la science ? Le public *qui veut bien se laisser traiter* par nous dans les villes d'eaux, appartient, pour la plupart, à cette classe de la société qui a toutes les habitudes possibles, excepté celles de la précision et de la régularité. Le besoin de distraction est mis en première ligne, et, malgré tout notre savoir, nous sommes bien des fois sans force et même sans initiative, pour obtenir les résultats que nous pouvons espérer.

Et pourtant, à l'heure qu'il est, la science ne se contente pas de peu. Il ne suffit plus de donner des indications et des contre-indications sans les appuyer sur des bases précises ; c'est trop banal ; cela sent le moyen âge ! On ne peut pas dire sans restrictions, que telle eau est souverainement applicable dans telle ou telle maladie, parce que l'expérience de chaque jour nous montre des médicaments parfaitement connus, dont le mode d'agir a été physiologiquement et pathologiquement mille fois vérifié, qui pourtant ne donnent pas, dans beaucoup de cas, des résultats satisfaisants et exigent de nouvelles recherches.

Il faut donc abandonner le champ des observations, qui, pour le moment, peut être stérile et s'adresser là où toute incertitude cesse; appeler en aide la chimie, la physiologie, le microscope, faire des recherches dans les hôpitaux, dans les cliniques.

Mais comment devons-nous diriger nos recherches? Sous ce rapport, deux ouvrages éminents peuvent nous servir de guide : un d'un savant allemand, dont la mort, il y a quelques années, fut une grande perte pour la science ; c'est le livre de Beneke (dernièrement médecin aux eaux de Oeynhausen) : *Grundlinien der Pathologie des Stoffwechsels*. Berlin, 1874, et le second, non moins remarquable, d'un professeur et écrivain français, M. Bouchard : *Maladies par ralentissement de la nutrition*. Paris, 1883 (2ᵉ édition). Mais, à l'heure qu'il est, commence à paraître dans ce domaine des nouvelles recherches, qui peuvent changer à fond nos notions pathologiques: c'est le travail de MM. G. Séc et E. Gley, sur la nature du diabète (*Recherches sur le diabète expérimental*, présenté à l'Académie des sciences, 14 janvier 1889). Tous ces travaux peuvent nous éclairer sur la manière de nos investigations : suivre l'action des eaux minérales, non dans les maladies elles-mêmes, mais principalement dans leur manière d'agir sur l'organisme entier, c'est-à-dire sur les grandes fonctions de l'organisme, comme la nutrition, la circulation, enfin sur le système nerveux.

Munis de ces recherches fondamentales, mais, pour ainsi dire, préparatoires, nous pourrons retourner à nos observations faites dans les villes d'eaux, expliquer les phénomènes observés avec une plus grande précision, agir avec plus de sûreté et préparer par là le véritable progrès de la balnéologie.

Pour commencer à suivre le chemin que je viens d'indiquer, je pris à tâche de rechercher *comment agissent les eaux de Marienbad*, avec lesquelles j'ai affaire depuis quinze ans, *sur la nutrition, sur la digestion et sur la circulation*.

Pour résoudre ces problèmes, j'ai examiné pendant quelques mois l'effet des sources de la Croix (Kreuzbrunnen) et de Ferdinand (Ferdinandsbrunnen) dans les hôpitaux de Paris, parce que, seulement dans un tel milieu, on peut être sûr de la précision de ses recherches ; j'ai choisi Paris, parce qu'en France les hommes des sciences comprennent, dans la manière la plus large, la liberté d'enseignement, et devant la science, en France, tout le monde est égal et chacun reste impartial.

Et je ne me suis pas abusé. M. Dujardin-Beaumetz, dans son service à l'hôpital Cochin ; M. Germain Sée, dans sa clinique, à l'Hôtel-Dieu ; M. Peter, dans sa clinique à l'hôpital Necker ; m'ont fourni, avec le plus obligeant empressement, tous les moyens nécessaires pour remplir ma tâche.

A ces hommes de science, j'exprime ici ma profonde reconnaissance ; je n'oublierai jamais l'accueil cordial qu'ils m'ont fait.

Je dois aussi reconnaître et remercier chaleureusement mes honorables collègues, M. Durand-Fardel, chef de clinique à l'Hôtel-Dieu, et M. Martinet, chef de clinique à l'hôpital Necker, pour les services qu'ils m'ont rendus.

L'INFLUENCE DES EAUX DE MARIENBAD

LA NUTRITION ET LA DIGESTION.

Pour apprécier l'influence des eaux de Marienbad sur la nutrition, j'ai entrepris d'examiner leur influence sur la production d'urée. Dans ce but, j'ai fait des recherches d'après la procédure de Regnard. Cette méthode, comme on sait, repose sur la propriété de l'hypobromite de soude, de décomposer l'urée en acide carbonique et en azote, et comme la solution d'hypobromite de soude contient un grand excès de soude, elle sature l'acide carbonique et empêche ce gaz de se former ; de telle sorte que l'urée sera décomposée en carbonate de soude et en azote qui se dégagera seul.

Or, un volume donné d'azote correspond à un poids connu d'urée et mesurant ce volume d'azote dans un cylindre, ou pour mieux dire, dans l'appareil Regnard, j'ai obtenu toujours la quantité d'azote que contenaient les urines recherchées.

Comme la température des salles des hôpitaux est ordinairement de + 15 à 20 degrés C., j'ai lu le chiffre d'azote indiqué sur la première colonne de la table correspondante, et le comparant avec le chiffre exposé à la seconde colonne de cette table, j'ai obtenu en grammes la quantité d'urée contenue dans un litre d'urines.

Parce que tous mes malades restaient dans les hôpitaux, j'étais donc sûr que pendant mes observations ils seraient soumis au même régime ; or, tant du côté de la méthode des recherches que du côté du régime, j'étais sûr d'éviter les erreurs.

Au moyen de la méthode mentionnée, j'ai examiné toutes les vingt-quatre heures, pendant quinze jusqu'à trente et un jours, la production d'urée ; cinq ou six premiers jours, je les ai recherchées à l'état normal, c'est-à-dire sans donner de l'eau. Les lecteurs trouveront les courvatures de ces recherches exposées de la manière suivante : les lignes interrompues présentent les chiffres d'urée dans l'état normal (avant de commencer l'eau), le même genre de lignes présente les chiffres d'urée dans les jours où la cure d'eau était interrompue ; les lignes pleines présentent la quantité d'urée en grammes dans un litre d'urine, pendant que les malades ont pris les eaux.

Pour faciliter l'appréciation des effets produits par les eaux, j'ai exposé sur les tables les doses d'eau et l'état du malade qui pouvait influencer le changement dans la production d'urée, ainsi que son poids dans les cas où il est important de savoir le poids.

De telle sorte je présente les observations sur : 4 malades tuberculeux ; 7 avec les cas de maladies de voies digestives ; 4 cas de rhumatisme ; 5 cas de chlorose et anémie ; 2 cas du mal de Pott ; 1 cas d'albuminurie ; 1 cas de diabète ; 1 cas de néoplasme dans la cavité abdominale accompagné d'atonnie intestinale chronique.

TUBERCULOSE.

Obs. I. *Service clinique de M. Germain Sée à l'Hôtel-Dieu, salle Saint-Christophe,* n° 24. — Maxime H..., âgé de trente-quatre ans, employé, était toujours bien portant, ne possède pas de poitrinaires dans sa famille. D'un coup, il se refroidit, et dès ce moment il a commencé à tousser et perdit en poids 14 kilogrammes pendant trois mois.

Entré à l'Hôtel-Dieu, il a présenté la bronchite dans le poumon droit, accentué surtout au sommet et les bacilles dans ses crachats. Malgré cela, il mange bien et n'est pas plus amaigri. Depuis son entrée à l'hôpital, il prend l'huile de foie de morue.

J'ai commencé les recherches de son urée le 11 février, et après cinq jours de recherches des urines sans prendre l'eau, il a pris deux doses de Kreuzbrunnen à 250 grammes. Le poids du corps présentait 46 kilogrammes. La quantité d'urée n'a pas diminué sensiblement après deux doses, et pour cela il a reçu, au bout de huit jours, quatre doses de Ferdinandsbrunnen, qui diminuèrent l'urée de $14^g,091$ à $7^g,686$ mais, les jours suivants, cette quantité a commencé à augmenter et a dépassé le chiffre observé, même avant d'employer de l'eau. En même temps le malade a perdu 1 kilogramme. Alors j'ai remplacé la source de Ferdinand par celle de Kreuzbrunnen, et je me suis borné à deux doses à 250 grammes. Dès lors, la quantité d'urée a commencé à diminuer, et au bout de huit jours le malade a repris 2 kilogrammes de poids du corps, que d'un coup, sans cause appréciable, la quantité d'urée augmenta, pour diminuer de nouveau. Le 10 mars, il a reçu 5 grammes de sel de Ma-

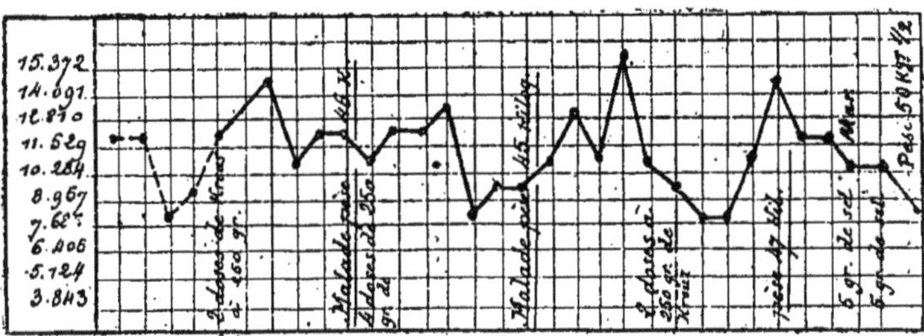

rienbad et l'urée n'a pas diminué sensiblement ; il a repris 5 grammes de nouveau le 11 mars, et la quantité d'urée baissa jusqu'à 7ᵉ,686. Le dernier poids de son corps était de 50 kilos et demi.

Ainsi, pendant vingt-huit jours de sa cure avec la source de la Croix (Kreuzbrunnen) de Marienbad, ce malade a gagné 5 kilogrammes et demi en poids. Cela répond parfaitement aux observations que j'ai faites à Marienbad en traitant les tuberculeux.

Obs. II. *Service de M. Germain Sée à l'Hôtel-Dieu, salle Saint-Christophe, n° 6.* — François K..., âgé de soixante-deux ans, plâtrier, haute taille, bien bâti, a commencé à tousser et les bacilles reparurent. La quantité d'urée qu'il a rendue sans l'eau ne dépasse pas 12 à 14 grammes par litre ; après deux doses de

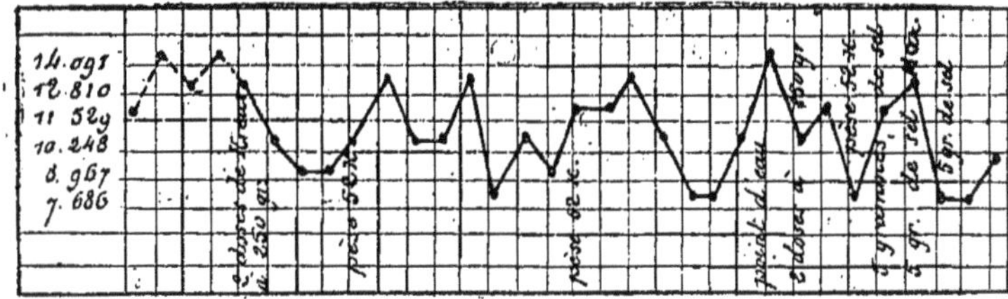

Kreuzbrunnen, elle a diminué de 2 à 4 grammes. Les oscillations dans la quantité d'urée produite, étaient de 2 à 5 grammes. Le malade n'a pas perdu son poids ; le 19 février il a pesé 52 kilogrammes, le 8 mars le poids était le même. Le 10 mars il a reçu 5 grammes de sel de Marienbad et la quantité d'urée augmenta d'un gramme, mais le lendemain elle a baissé de 5 grammes après la nouvelle dose du sel.

Obs. III. *Service de M. Germain Sée à l'Hôtel-Dieu, salle Saint-Christophe, n° 17.* Louis P..., âgé de dix-huit ans, papetier, assez haute taille, amaigri. Lorsqu'il entra à l'Hôtel-Dieu, il présentait le deuxième degré de tuberculose. Tout le poumon droit était pris, au sommet des signes remarquables de cavernes bronchiales. 37°,3.

La quantité d'urée avant le commencement des eaux était de 15 à 21 grammes. Pendant les quatre premiers jours de la cure d'eau, par deux doses à 250 grammes, sa quantité a baissé jusqu'à 14ᵍ,091 ; après, elle a augmenté, comme nous le voyons sur

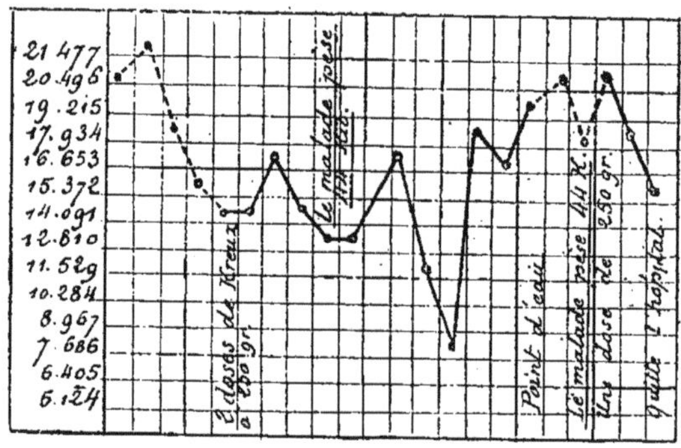

le tableau, jusqu'à 16ᵍ,653 pour tomber ensuite à 7ᵍ,686. Alors je l'ai laissé sans eau et *la quantité d'urée augmenta de suite jusqu'à* 20ᵍ,496, malgré que la fièvre présentait toujours 37°,6. Après une nouvelle dose de 250 grammes elle a baissé jusqu'à 15ᵍ,372. De plus longues recherches n'étaient pas possibles parce que le malade est sorti de la clinique.

Obs. IV. *Service de M. Germain Sée à l'Hôtel-Dieu, salle Sainte-Jeanne, n° 4.* — Eugénie B..., âgée de vingt-quatre ans, domestique, est entrée à l'Hôtel-Dieu le 5 février 1889.

Antécédents tuberculeux du côté paternel ; a eu elle-même à quatorze ans la fièvre typhoïde, à seize ans la jaunisse. De douze à quatorze ans, elle est soignée pour l'anémie. Se sent faible de la poitrine depuis une dizaine d'années et tousse depuis le même temps. Au mois de janvier elle commença à être très fatiguée, toussant beaucoup, crachant abondamment. Ses jambes étaient enflées. Douleurs locales dans tout le côté gauche de la poitrine.

L'auscultation révèle une vaste pleurésie sèche dans tout le côté et grosse excavation au sommet.

Après cinq jours de recherches d'urée, avant le commencement des eaux, pendant lesquels elle en a présenté de 8^g,967 à 17^g,934, elle a commencé à prendre deux doses de l'eau de Kreuzbrunnen, à 250 grammes par jour. Le second jour, l'urée baissa à 12^g,810, le jour suivant à 10^g,248, après à 8^g,967, quand la malade a commencé à beaucoup souffrir ; pendant les nuits surtout elle était tourmentée par la toux et des agitations ; au bout de trois jours la quantité d'urée augmenta jusqu'à 16^g,653. J'ai diminué alors la dose d'eau à 125 grammes, deux fois par jour

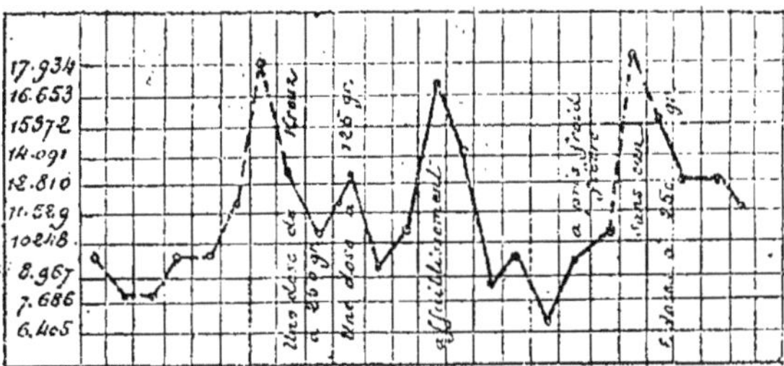

et la quantité d'urée a baissé aussitôt à 14^g,091, et le lendemain à 7^g,686. La malade a commencé à se trouver beaucoup mieux, elle rendait une ou deux selles par jour demi-liquides et l'urée a baissé encore jusqu'à 6^g,405, quand elle prit le froid et l'urée s'éleva à 8^g,967. Depuis ce temps elle a eu la fièvre ; alors la quantité d'urée, malgré l'eau, augmenta jusqu'à 17^g,934. Après trois jours la fièvre baissa, je lui ai donné l'eau de nouveau et l'urée a présenté 8^g,967.

LES MALADIES DES VOIES DIGESTIVES.

Obs. V. *Dyspepsie.* — *Service de M. Germain Sée à l'Hôtel-Dieu, salle Sainte-Jeanne, n° 11.* — Rose P..., âgée de dix-huit ans, domestique. Cette observation présente moins d'intérêt, parce que la malade, après avoir été observée pendant douze jours a quitté l'hôpital. Voici l'état de sa santé :

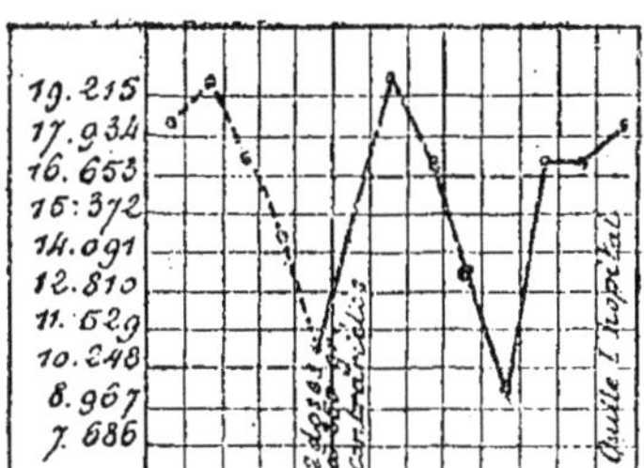

En général bien nourrie, assez forte, éprouvait le manque d'appétit, un gonflement de ventre avec constipation. Toute la surface de l'abdomen était sensible à la pression, en un mot, elle souffrait de la pléthore abdominale.

La quantité d'urée avant l'eau oscille entre 19ᵍ,215 et 10ᵍ,248. Après deux doses de Kreuzbrunnen, elle a baissé jusqu'à 10ᵍ,248 mais augmenté de nouveau à 19ᵍ,215, après *contrariétés et querelles* qu'elle a eues.

Oʙs. VI. *Dyspepsie ; scrofulose. Service de M. Germain Sée à l'Hôtel-Dieu, salle Sainte-Jeanne, n° 18 bis.* — Louise M..., âgée de dix-sept ans. Mauvais antécédents héréditaires, scrofulose dans la jeunesse et bacillose à l'heure actuelle. Entrée pour des douleurs d'estomac et un point de côté gauche. L'examen a donné : embarras gastrique chronique, constipations de huit à dix jours, pendant lesquels elle est sujette aux hoquets, pression sous-scrobicule du cœur, ventre gonflé, tant soit peu sensible au toucher. L'épistaxis réitérée, la menstruation pas en règle.

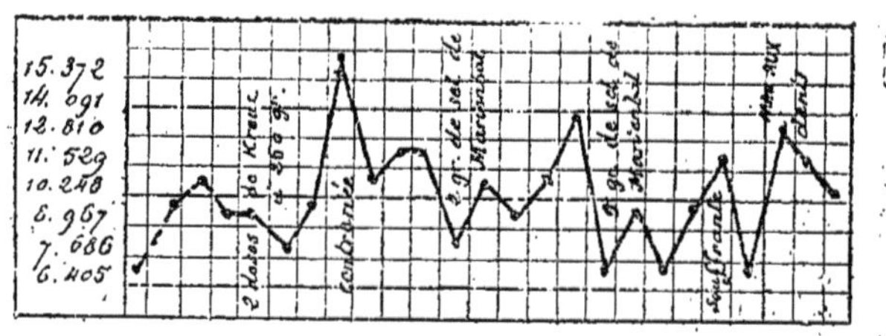

La quantité d'urée sans eau, 6ᵍ,045 à 10ᵍ,248. L'eau n'abaisse pas d'abord sensiblement l'urée et surtout pendant les irritations qui lui arrivent fréquemment, l'urée augmente malgré l'eau. Pourtant, 5 grammes de sel de Marienbad ajoutés à l'eau, abaissèrent la quantité d'urée de 11ᵍ,529 à 6ᵍ,405.

Oʙs. VII. *Dilatation d'estomac. Service de M. Dujardin-Beaumetz à l'hôpital Cochin, salle Blache, n 21.* — Félicie S..., quarante-cinq ans, entrée à l'hôpital avec tous les signes marqués de dilatation d'estomac. Appétit minime, constipation. Pendant l'emploi des eaux, l'appétit s'améliore beaucoup, les constipations disparaissent.

Quant à l'urée : avant l'eau 19ᵍ,215 à 12ᵍ,810,

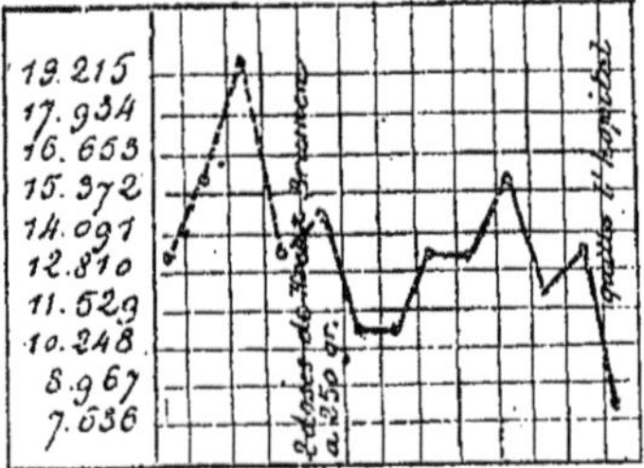

après deux doses de Kreuzbrunnen à 250 grammes elle com-

mence à tomber jusqu'à 7ᵍ,686. Les recherches ne pouvaient
être prolongées au-delà de quinze jours.

Obs. VIII. *Ulcère d'estomac. Service de M. Germain Sée à
l'Hôtel-Dieu, salle Sainte-Jeanne, nº 19.* — Henriette M...,
lingère, âgée de trente ans. En 1882, elle a subi les premières
douleurs très aiguës dans le scrobicule du cœur, accompagnées
de vomissements sanguins. La menstruation de cette époque
devient irrégulière. Depuis ce temps elle vomissait tout ce
qu'elle mangeait, et à cause de cela on l'a soumise à manger
exclusivement de la viande crue, qui a provoqué en elle un tel
dégoût qu'il lui faut rester à présent au régime exclusivement
féculent.

A cause de cela la quantité d'urée de ses urines ne dépasse
pas 5ᵍ 124 par litre, pourtant, sous l'influence *d'une dose de
250 grammes de Kreuzbrunnen, que la malade prenait après le*

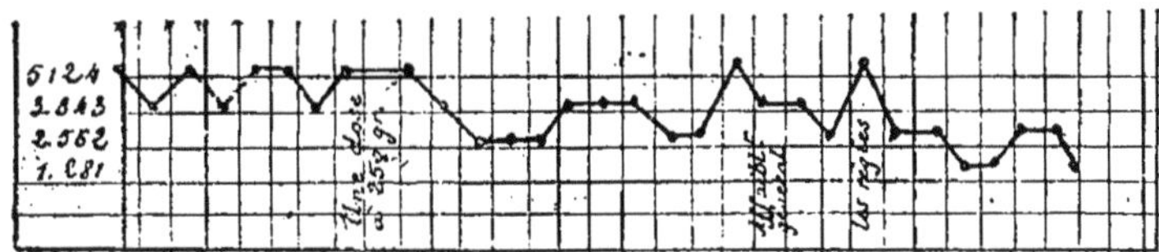

repas, elle baissa à 2ᵍ,362, et après qu'elle a pris encore
5 grammes du sel de Marienbad, elle a baissé jusqu'à 1ᵍ,281. Il
faut remarquer que cette malade était toujours constipée, et sa
garde-robe doit toujours être obtenue par un lavement.

Après vingt-sept jours de recherches, j'ai suspendu l'emploi
de l'eau et je lui ai donné l'extrait de viande Liebig dans la
soupe, mais la quantité d'urée est restée de 1ᵍ,281 jusqu'à 2ᵍ,562
par litre. Les règles ont reparu, après trois mois d'interruption ;
pendant ce temps l'urée a augmenté.

Obs. IX. *Catarrhe intestinal chronique ; péritonite aiguë. Service de M. Dujardin-Beaumetz à l'hôpital Cochin, salle Briquet,
nº 10.* — Julie P..., âgée de vingt-trois ans, domestique, est
entrée à l'hôpital à cause d'une péritonite aiguë. Celle-ci fut
guérie, mais le catarrhe d'intestins et l'anémie sont restés et
se sont aggravés.

Le 28 décembre 1888, elle a commencé à prendre une dose de
Kreuzbrunnen de 250 grammes, et elle a suivi vingt et un jours
cette cure. Tout d'un coup, est survenu l'érysipèle de la face
accompagné de fièvre. Depuis ce temps la cure des eaux a été interrompue, *mais les évacuations sont devenues régulières*, de
telle sorte que la malade qui souffrait de constipations de quatre

à huit jours, arriva à avoir des selles régulières avec de rares interruptions. Elle a été soumise au deuxième degré du régime.

Après neuf jours d'interruption, j'ai commencé sur elle mes recherches. La quantité d'urée sans eaux était grande, de 15ᵍ,372 jusqu'à 19ᵍ,215. Après avoir commencé l'eau de Ferdinand (à cause de l'état d'anémie, parce que cette source contient plus de bicarbonate de fer que la source de la Croix), l'urée a diminué, mais pas sensiblement et les oscillations étaient grandes. Enfin, avec trois doses de Ferdinand, j'ai obtenu l'abaissement d'urée jusqu'à 7ᵍ,686.

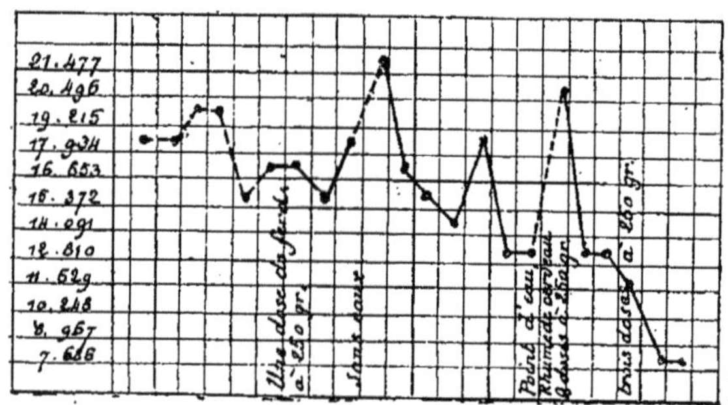

Il faut ajouter que la malade a repris, pendant la cure, plus de corps, la tristesse qu'elle éprouvait après sa péritonite se dissipa, son appétit a augmenté de beaucoup, ses forces augmentèrent chaque jour.

Obs. X. *Gastrite chronique, atonie intestinale. Service de M. Germain Sée, salle Saint-Christophe, n° 12 bis.* — Guillaume

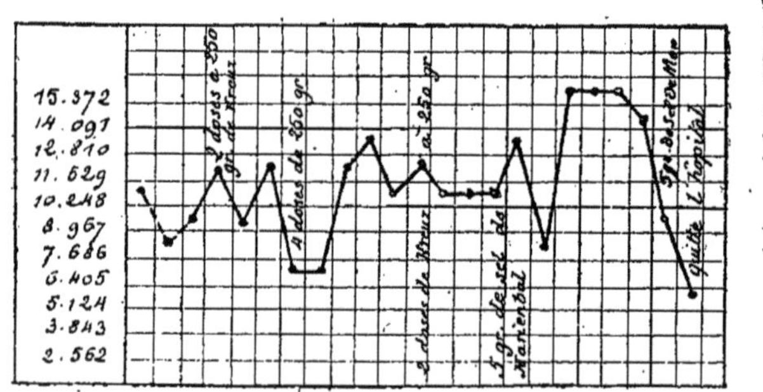

M..., âgé de vingt-neuf ans, brasseur, maigre, teint livide, a présenté manque d'appétit et constipations opiniâtres. Avant

le commencement des eaux l'urée marquait de 7ᵍ,686 à 11ᵍ,529, après les eaux elle a baissé jusqu'à 6ᵍ,405 pour monter à 12ᵍ,810. Deux doses de sel de Marienbad, l'une après l'autre, ont fait diminuer l'urée jusqu'à 5ᵍ,124. Sous le rapport de comparaison entre l'urée qui était recherchée avant et pendant la cure d'eau, cette observation n'est pas assez précise, parce que le malade, à cause de son court séjour à l'hôpital, a été observé pendant trois jours seulement, avant de commencer l'eau. Mais les eaux qu'il prenait *ont beaucoup régularisé sa fonction digestive;* il a repris de l'appétit, le visage a perdu son aspect livide et enfin les garde-robes sont devenues parfaitement régulières.

Obs. XI. *Gastrite chronique, atonie intestinale, pléthore abdominale. Métrite chronique et aiguë. Service de M. Germain Sée à l'Hôtel-Dieu, salle Sainte-Jeanne, n° 11.* — Marthe E..., àgée de vingt-quatre ans, couturière. Elle a eu, environ quinze jours avant son entrée dans l'hôpital, la jaunisse accompagnée de violentes douleurs dans l'hypochondre droit et de vomissements répétés. Elle a été traitée par les eaux de Vichy, l'huile de ricin et l'eau de Sedlitz, avec d'assez bons résultats. Mais comme les embarras gastriques revenaient, j'ai essayé de lui donner, pendant trois jours, avant sa sortie de l'hôpital par deux doses de Kreuzbrunnen à jeun. Dans ce moment son état était : manque d'appétit, constipation, gonflement de ventre ; toutes les parois abdominales étaient très sensibles à la palpation, les endroits de foie et des ovaires presque douloureux. La malade était très irascible et ne pouvait pas dormir.

Les eaux ont produit deux évacuations abondantes qui ont fait disparaître le gonflement de ventre et sa sensibilité à la palpation ; les ovaires étaient encore sensibles, mais le troisième jour cette sensibilité finit par disparaître. La bonne humeur et le sommeil reviennent. La malade quitte l'hôpital.

CHLOROSE, ANÉMIE, SCROFULOSE.

Obs. XII. *Chlorose, rétrécissement mitral. Service de M. Germain Sée à l'Hôtel-Dieu, salle Sainte-Jeanne, n° 13.* — Marie M..., àgée de vingt ans, domestique. Pas d'antécédents héréditaire. Depuis un mois se sent prise de palpitations, toux ; même nocturne, et de toute sorte de symptômes chlorotiques. Auscultation du cœur révèle un souffle périsystolique, dont le siège du maximum d'intensité varie d'un jour à l'autre, mais qui semble se fixer spécialement entre la base et la pointe et un peu au-dessus du mamelon. Depuis trois mois elle n'a pas de règles ; son appétit est médiocre, elle est constipée.

Le 18 février, elle a commencé à prendre par deux doses de

Kreuzbrunnen ; les recherches faites avant, pendant cinq jours, ont établi l'urée de 10ᵍ,248 à 17ᵍ,934. La quantité d'urée a diminué dans le second jour, après elle a augmenté et oscillé entre 8 et 10, jusqu'à 15ᵍ,372. Après 5 grammes de sel de Marienbad, elle a baissé jusqu'à 7ᵍ,686.

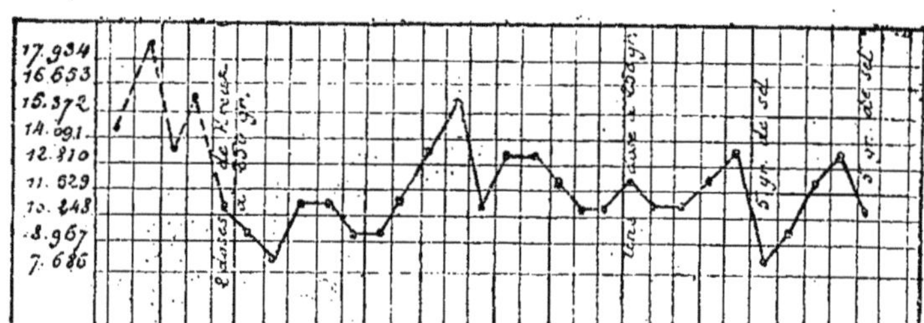

L'appétit de la malade s'est amélioré, le teint du visage reprend sa carnation naturelle, les selles se régularisent (une ou deux chaque jour), le souffle périsystolique disparaît.

Obs. XIII. *Chlorose, rétrécissement mitral, gastrite, atonie intestinale, pléthore abdominale. Service clinique de M. Peter à l'hôpital Necker, salle Trousseau, n° 17.* — Marie St.., âgée de dix-neuf ans, domestique, a subi dans son enfance la rougeole et la scarlatine. La malade, très pâle, se plaint de palpitations de cœur, de maux de tête, de nausées, manque d'appétit et constipation. Son ventre est gonflé, sensible aux palpations. Elle a commencé par deux doses de Kreuzbrunnen à 250 grammes, mais pendant les deux jours suivants cette dose n'a provoqué aucune garde-robe et l'état de santé de la malade s'aggravait ; cependant, le troisième jour, la digestion commença à s'améliorer, le ventre ne fut plus gonflé, les garde-robes deux fois par jour, les maux de tête disparurent, et la malade, après dix-huit jours de cure, sortit de l'hôpital dans l'état amélioré.

Obs. XIV. *Chlorose. Service de M. Peter à l'hôpital Necker, salle Trousseau, n° 26.* — Marthe Ch..., âgée de quinze ans, élève d'une école. Est entrée dans le service avec tous les signes de la chlorose. Surtout les maux de tête et les constipations étaient très opiniâtres. Elle a pris pendant quinze jours seulement par deux doses de Kreuzbrunnen à 250 grammes, avec très prompt succès, de telle sorte qu'elle sortit de l'hôpital complètement guérie.

Obs. XV. *Chlorose. Service clinique de M. Germain Sée à l'Hôtel-Dieu, salle Sainte-Jeanne n° 12 bis.* — Hélène B..., âgée de dix-huit ans, lingère.

La malade éprouve le manque de forces, elle se fatigue très

facilement en marchant et surtout en montant l'escalier; son visage très pâle, manque d'appétit, les constipations. Les traces d'albumine dans ses urines. Avant qu'elle ait pris l'eau de Kreuzbrunnen on découvre 8g,967 à 12g,810 d'urée, après une dose de 250 grammes de l'eau, l'urée descendit aussitôt à 7s,686, mais, *malgré deux à quatre selles abondantes*, elle a monté à 11g,529;

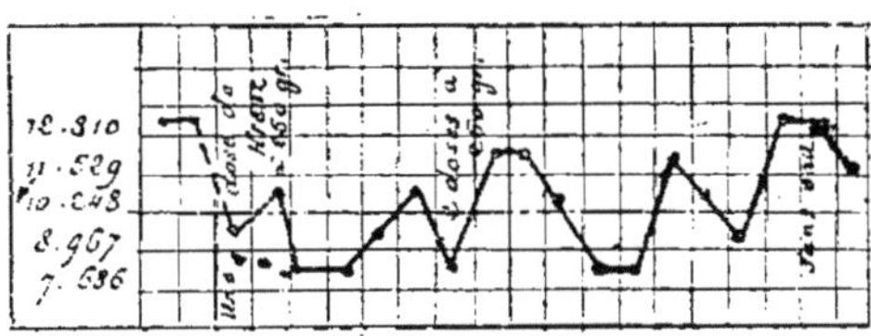

alors deux doses de Kreuzbrunnen à 250 grammes, ont fait baissé jusqu'à 7s,686 de nouveau. Après sept jours de cure, l'appétit reparut, les forces revinrent et le visage reprit sa teinte normale.

Obs. XVI. *Anémie. Scrofulose. Hémorragies pulmonaires passives. Service de M. Dujardin-Beaumetz à l'hôpital Cochin, salle Blache, n° 26.* — Augusta Ch..., âgée de vingt-six ans, domestique. La malade mal nourrie, sans appétit, avec une menstruation irrégulière, souffrait de constipations qui duraient souvent quelques jours. Elle toussait et crachait le sang. Une sorte de torpeur qu'on ne rencontre que chez les crétins, obscurcissait son intelligence. Les glandes sous-maxillaires étaient

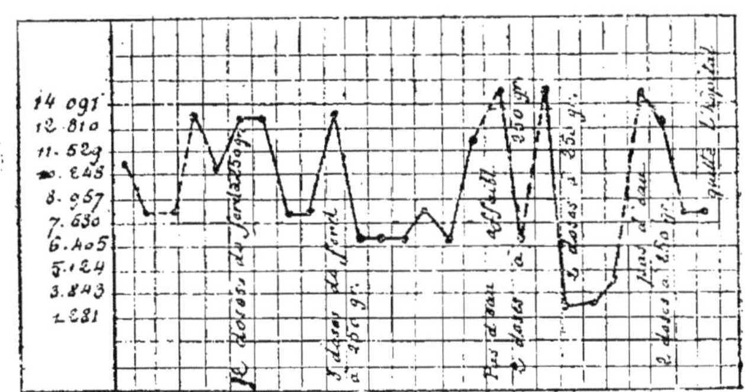

enflées. Les eaux de Marienbad qu'elle employa pendant vingt-cinq jours, deux à quatre doses, *régularisèrent sa digestion*, en occasionnant deux à trois selles et éveillant l'appétit. De taciturne qu'elle était, elle devint gaie et remuante et cesse tout à fait de cracher le sang.

Quant à l'urée, après cinq jours, sa quantité tomba de 12ᵍ,810 à 6ᵍ,405, les oscillations diminuèrent, et après quatre jours suivants, la quantité d'urée se réduisit à 1ᵍ,281.

Lorsqu'elle interrompit les eaux, l'urée a augmenté aussitôt à 12ᵍ,810, même jusqu'à 14ᵍ,091 ; ce qui prouve *que dans les maladies comme scrofulose, les eaux de Marienbad doivent être continuées sans interruption pendant cinq ou six semaines.* Cette observation prouve aussi que *la diminution de l'urée ne dépend pas du nombre des évacuations, parce que chez cette malade, même pendant la constipation, la quantité d'urée diminuait jusqu'à* 6ᵍ,405 et son augmentation avait lieu dans les accès d'affaiblissement auxquels elle était sujette ; elle prouve aussi que les hémorragies passives se guérissent avec ces eaux.

RHUMATISMES.

Obs. XVII. *Sciatique droite. Service de M. Dujardin-Beaumetz à l'hôpital Cochin, salle Beau, nº 26.* — Anatole L....., âgé de 27 ans, maçon. Un homme en apparence bien nourri, subit, par suite de ses occupations qui l'exposaient à des changements de température, une sciatique dans tout le trajet du nerf sciatique droit.

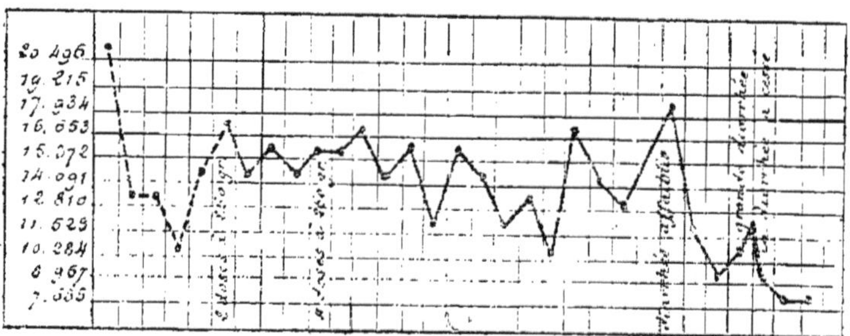

Les recherches des urines avant l'emploi de l'eau de Marienbad, montrait pendant cinq jours de 12ᵍ,810 à 20ᵍ,486 d'urée par litre. Les recherches étaient continuées pendant vingt-sept jours ; ainsi la cure d'eau dura vingt et un jours. Les quatre premiers jours, il prit deux doses de la source de la Croix, il continua ensuite en en prenant quatre. D'abord l'urée diminuait très peu, mais après vingt jours de cure elle tomba à 8ᵍ,967. Il y eut des jours où elle monta, surtout une fois elle arriva à 17ᵍ.934, quand le malade se refroidit, *et subit une grande diarrhée ;* jamais pourtant elle ne monta au chiffre de 20ᵍ,496, qu'elle marquait avant l'emploi de l'eau. On peut remarquer ici le même fait, d'une grande importance, cité dans beaucoup de nos observations. Plus le malade était prudent et ne s'exposait pas à trop de mouvements et au refroidissement, plus la quantité d'urée se présentait moindre.

Obs. XVIII. *Lumbago. Service de M. DujardinBeaumetz à l'hôpital Cochin, salle Woillet, n° 25.* — Eugène L..., âgé de quarante-sept ans, peintre en bâtiments. Etant militaire pendant quatorze ans, il gagna un rhumatisme musculaire, qui se présente maintenant comme lumbago. Les recherches de ses urines étaient faites pendant trente jours ; il prit l'eau pendant vingt-

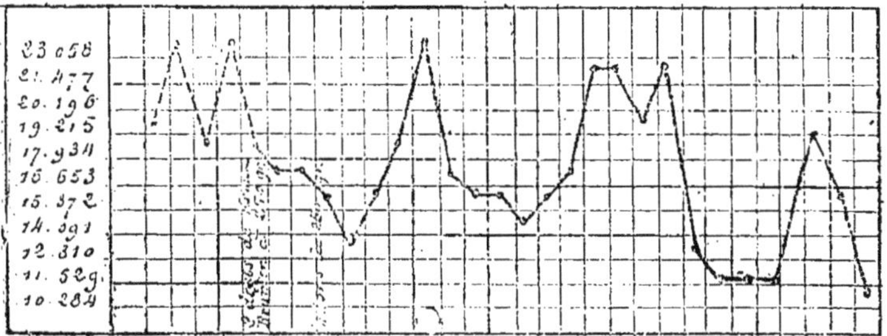

cinq jours, deux jours par deux doses, et puis quatre doses à 250 grammes. Les oscillations dans la quantité d'urée était moins notable pendant la cure d'eau qu'avant. Elles variaient entre 2 et 3 grammes, parfois 5. Avant la prise d'eau elles présentaient la différence de 4 à 6 grammes par litre. Ce n'est que le dernier jour que la quantité d'urée baissa à $10^g,248$.

Obs. XIX. *Paralysie rhumatismale. Service de M. Dujardin-*

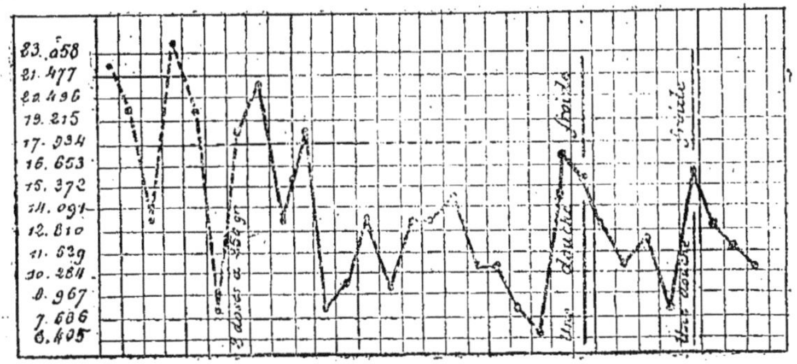

Beaumetz dans l'hôpital Cochin, salle Briquet, n° 13. —

Marie G..., âgée de trente et un ans, laitière. En 1870, pendan
les grandes gelées, elle s'exposait, à cause de son commerce, à des
refroidissements et ressentit d'abord une grande faiblesse dans
les jambes. Cette faiblesse allait en augmentant et, avant trois
mois, elle finit par être paralysée. Les recherches démontrent
une grande quantité d'urée et les oscillations notables jusqu'à
12 grammes par litre. Pendant l'usage de l'eau, la quantité
ainsi que les oscillations diminuèrent; la première abaissait jusqu'à 6ᵍ,405, les secondes à 4. *L'usage de douches froides a augmenté de beaucoup la production d'urée; une fois de 10, et la
seconde de 9 grammes par litre.*

Pendant l'usage des eaux de Marienbad, la malade a commencé à marcher.

Obs. XX. *Arthrite blennorrhagique. Service de M. Germain
Sée, à l'Hôtel-Dieu, salle Saint-Christophe, nᵒ 9. — Georges
G..., employé, âgé de vingt-cinq ans, avait eu quelques années
avant la blennorrha-
gie. Pendant la marche
de cette maladie, il a
éprouvé dans les articu-
lations et les muscles des
douleurs qui reviennent
de temps à autre, sans
que la blennorrhagie re-
paraisse. Ses urines, sans
qu'il ait pris l'eau, présentaient 14 à 16 gram-

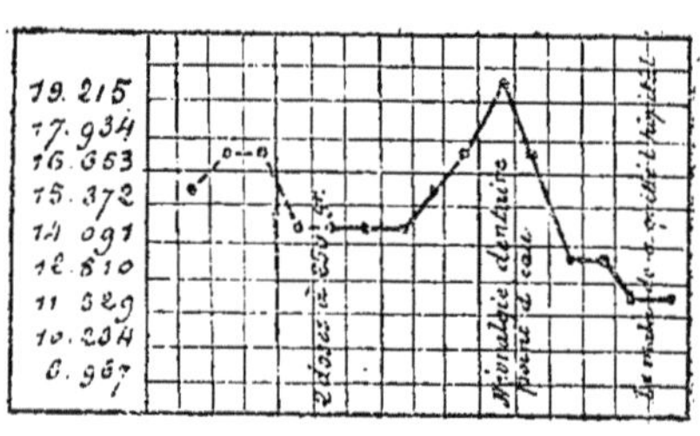

mes d'urée par litre journellement ; pendant la cure (deux doses
de 250 grammes par jour de Kreuzbrunnen), elle baissa jusqu'à
10ᵍ,248. Une fois, elle augmenta à 16ᵍ,658. *Ce jour, le malade
a souffert de névralgie dentaire atroce.*

MAL DE POTT.

Obs. XXI. *Service de M. Dujardin-Beaumetz, à l'hôpital Cochin, salle Briquet, nᵒ 20. —* Victorine D..., âgée de trente-
trois ans, domestique. La malade, de grande taille, bien bâtie,
n'ayant jamais fait aucune maladie grave, était prise petit à petit
d'affaiblissement pendant la marche, et, après quelque temps,
elle ne pouvait plus bouger. L'appétit était bon, mais elle était
sujette à de grandes constipations. Cette malade a produit une
grande quantité d'urée, de 25ᵍ,620 par litre. Pendant vingt-
deux jours de cure avec la source de Ferdinand, la quantité
d'urée fut abaissée jusqu'à 12ᵍ,810, et, quoiqu'augmentant de

nouveau de temps à autre, elle ne dépassait pas 19⁸,815 par litre

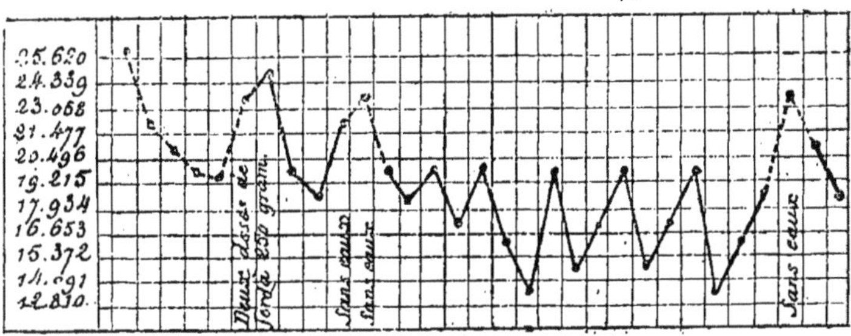

Elle a pris seulement 250 grammes d'eau journellement. La quantité de ses urines ne dépassait jamais 1ˡ,700 par jour.

Obs. XXII. *Service de M. Germain Sée, à l'Hôtel-Dieu, salle Sainte-Jeanne, n° 18.* — Céline M..., âgée de trente ans. Cette malade n'a jamais été souffrante; elle a accouché de trois enfants qui vivent; mais, après sa troisième couche, elle a remarqué des saillies sur sa colonne vertébrale, et, depuis ce

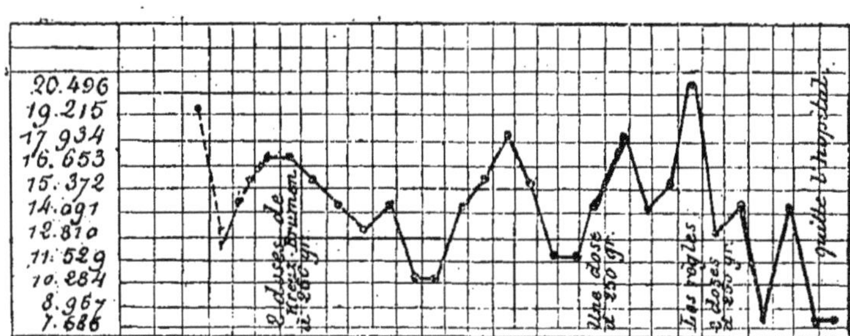

temps, de l'affaiblissement dans la marche. Cette malade a produit de 11 à 19 grammes d'urée dans 1 litre. Sous l'influence des deux doses de Kreuzbrunnen, cette quantité descendait jusqu'à 7⁸,686. Les règles la font monter jusqu'à 20⁸,496. Les oscillations dans la production d'urée, sous l'influence des eaux de Marienbad, étaient moins notables que dans le cas précédent.

Obs. XXIII. *Albuminurie. Service de M. Germain Sée, à l'Hôtel-Dieu, salle Saint-Christophe, n° 1.* — René L..., âgé de dix-neuf ans, élève en pharmacie, de père bien portant et de mère nerveuse; il a eu à onze ans la rougeole. Au mois de janvier 1887, il a aperçu pour la première fois que ses urines contenaient une assez notable quantité d'albumine. En entrant à l'Hôtel-Dieu, le 6 novembre 1888, il a donné 1 gramme d'albumine dans 1 litre d'urine.

En commençant à prendre de l'eau de Marienbad, il produisit de 6ᵍ,405 à 10ᵍ,248 d'urée dans 1 litre d'urine par jour ; deux doses de Kreuzbrunnen à 250 grammes l'ont fait baisser jusqu'à 5ᵍ,124 : mais cette quantité a aussi monté, sans at-

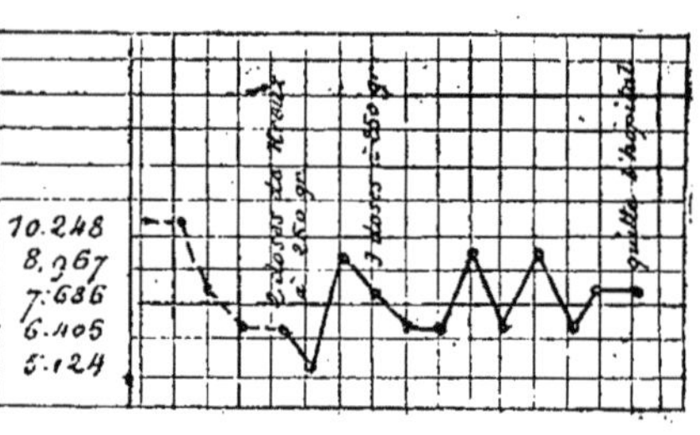

teindre toutefois plus que 8ᵍ,967. Après onze jours de cure, il a quitté l'hôpital.

OBS. XXIV. *Diabète. Service de M. Germain Sée à l'Hôtel-Dieu, salle Saint-Christophe, n° 5.* — Pierre G..., âgé de quarante-neuf ans, boulanger, est entré à l'Hôtel-Dieu, le 6 mars 1888, à cause de l'albuminurie et du diabète. Dans ce temps, il rendait à peu près 3 litres d'urine, contenant 22 grammes de sucre et 8 grammes d'albumine par litre. Après l'administration de l'antipyrine, le sucre a disparu complètement ; mais il ne supportait pas le régime antidiabétique ; aussi, il fallut renoncer à

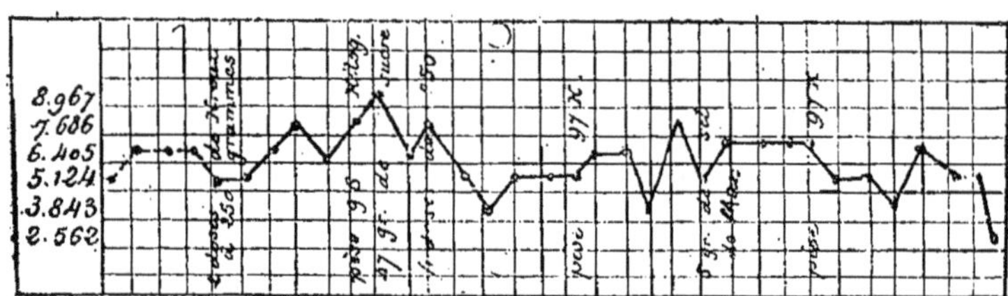

celui-ci. Maintenant, sous l'influence du régime ordinaire (4° degré), le malade produit 3 à 4 litres d'urine par jour ; elles contenaient 47 grammes de sucre, 5 à 6ᵍ,405 d'urée et 1ᵍ,5 d'albumine dans 1 litre. La quantité d'urée, chez ce malade, sous l'influence de 2 à 4 doses de Kreuzbrunnen à 250 grammes par jour, a diminué jusqu'à 3ᵍ,843 ; outre cela, il y a à observer une régularité notable dans sa quantité, surtout que le malade a pris 5 grammes de sel ; de sorte que, pendant quatre jours de suite, elle se tenait invariablement à la même hauteur de 6ᵍ,405, pour tomber à 3ᵍ,843, et, après vingt-neuf jours de cure, elle a descendu à 2ᵉ,562. Pendant la cure par les eaux de Marienbad, le poids du malade a augmenté, en huit jours, de 1 kilogramme et resta à cette hauteur ; l'albumine a descendu à 1 gramme par litre.

Obs. XXV. *Néoplasme dans la cavité abdominale, atonie d'intestins chronique. Service de M. Dujardin-Beaumetz à l'hôpital Cochin, salle Blache, n° 14.* — Louise Th..., âgée de soixante-sept ans, domestique, est entrée à l'hôpital Cochin à cause de grandes douleurs dans le ventre. La malade a présenté un amaigrissement et un affaiblissement extrêmes ; elle ne mangeait presque rien, ses garde-robes étaient retenues pendant huit à douze jours, les douleurs dans le ventre l'empêchaient de se remuer et de dormir. La palpation des parois abdominales révélait une grande tumeur, un peu mouvante, occupant le milieu de la cavité et extrêmement douloureuse au toucher.

La malade rendait 1 litre d'urines par jour qui contiennent de 14ᵍ,091 à 20ᵍ,496 d'urée par litre, et après cinq jours de re-

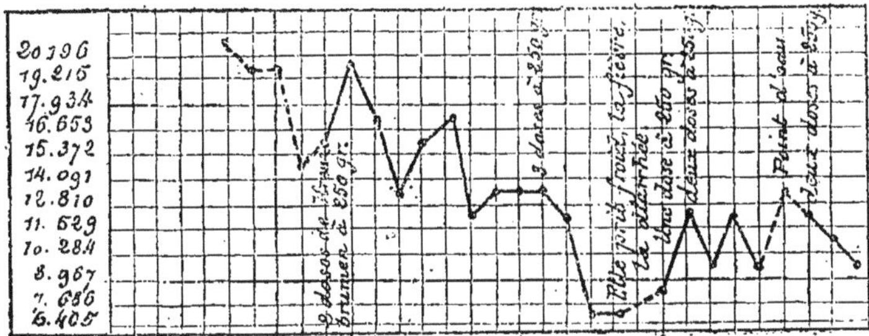

cherches d'urée elle a commencé à prendre l'eau de la source de la Croix, par deux doses de 250 grammes par jour. Pendant ce temps, l'urée a commencé à descendre, de telle sorte qu'après douze jours de cure, elle a présenté le chiffre de 12ᵍ,810, et les oscillations dans sa production *ont cessé complètement.* Alors, j'ai augmenté les doses de la même eau, et, depuis, la quantité d'urée a commencé à descendre jusqu'à 6ᵍ,405.

La malade se sentait mieux, la tumeur devint un peu plus petite et maintenant on pouvait la distinguer comme un néoplasme dur, tant soit peu mouvant, occupant le milieu de la cavité abdominale, siégeant probablement dans l'omentum. L'appétit de la malade s'améliora un peu, les garde-robes, toujours très rares, arrivaient pourtant de cinq à six jours ; la malade pouvait se mouvoir et un peu se promener. Cette promenade pourtant fut la cause d'un refroidissement qui occasionna des frissons, de la

fièvre et une grande diarrhée, les douleurs dans le ventre empêchaient la malade de dormir. Alors j'ai suspendu les eaux pendant deux jours, et la quantité d'urée monta tout de suite à
10^g,284 ; la diarrhée a cessé, je lui ai donné une et au lendemain deux doses. La quantité d'urée descendit aussitôt à
8^g,967. Après une nouvelle interruption des eaux, elle a monté
à 12^g,810 pour descendre, après une nouvelle reprise d'eau, à
8^g,967. La cure d'eau a duré, dans ce cas, vingt-deux jours ; la
malade quitta l'hôpital et les recherches d'urée ne pouvaient être
prolongées plus longtemps ; mais elle prit l'eau avec elle pour la
prendre pendant dix jours encore. J'ai eu l'occasion de la voir
après sa cure finie, et j'ai trouvé le néoplasme moins douloureux
au toucher, le ventre n'était pas gonflé et les garde-robes de-
vinrent parfaitement régulières, de telle sorte que la malade
en a eu tous les jours sans employer un remède quelconque.

Obs. XXVI. *Hémiplégie. Service de M. Dujardin-Beaumetz à
l'hôpital Cochin, salle Briquet, n° 7.* — Julie B..., âgée de
quarante-deux ans, journalière, avait subi un accès d'apo-
plexie et à cause de
cela d'hémiplégie
du côté droit. Ce
cas ne présente pas
assez d'exactitude
dans les recher-
ches, parce que, à
cause de la torpeur
dans laquelle la
malade est tombée,
elle n'a pas pris,

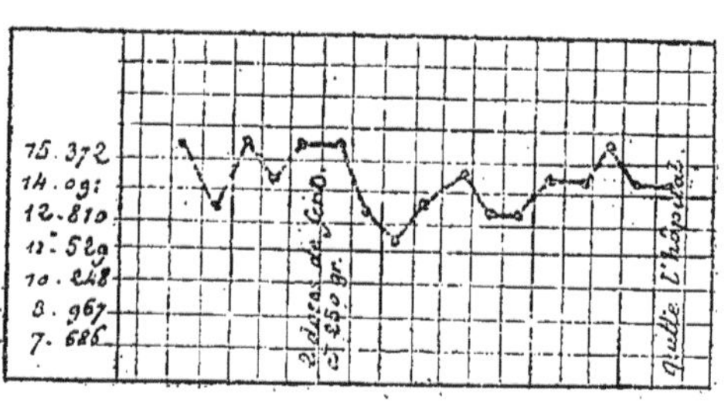

comme je puis le supposer, ses eaux assez régulièrement ; malgré
cela, on peut remarquer sur le tableau que, pendant la cure d'eau,
la quantité d'urée a diminué et les oscillations dans sa production
étaient moins prononcées qu'avant.

Obs. XXVII. *Le cœur forcé chez un bossu. Service de M. Germain Sée à l'Hôte-lDieu, salle Saint-Christophe, n° 10.* — Jo-
seph P..., âgé de cinquante-deux ans, fut acrobate au cirque.
Pendant une représentation, il est tombé, ce qui a fait dévier sa
colonne vertébrale. Ce malade présente tous les symptômes du
cœur forcé, comme chez les bossus. Il a pris pendant longtemps
de la caféine. Il a rendu de 0^l,600 jusqu'à 1^l,400 d'urines, dans
lesquelles on trouvait de 8^g,967 à 12^g,810 d'urée dans 1 litre par
jour.

Lorsqu'il commença à boire deux doses de Kreuzbrunnen, la
quantité d'urée diminua petit à petit jusqu'à 6^g,405. Le dixième

jour de sa cure, probablement après s'être refroidi, il éprouva
des maux de tête et des coliques. D'un coup la quantité d'urée
s'augmenta à 12ᵍ,810 et monta, malgré les eaux qu'il prenait
toujours, jusqu'à 21ᵍ,477. Pour faire baisser cette augmentation,
je lui ai donné 5 grammes de sel de Marienbad dans l'eau de

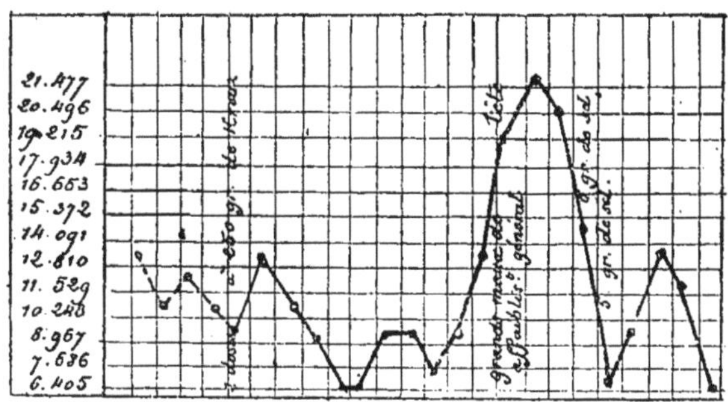

Kreuzbrunnen, et le jour même la quantité d'urée baissa à
14ᵍ,091 ; après la seconde dose égale, elle baissa à 6ᵍ,405 ; la
troisième dose du sel a provoqué une petite augmentation d'urée,
jusqu'à 8ᵍ,967. J'ai donc soustrait le sel ainsi que l'eau et au lendemain l'urée monta à 12ᵍ,810. Quand je revins le troisième à
la même dose de Kreuzbrunnen, l'urée baissa de nouveau
à 6ᵍ,405.

INFLUENCE DES EAUX DE MARIENBAD SUR LA CIRCULATION.

Après ce que j'ai pu rechercher dans les observations que je
viens de présenter sur l'influence des eaux de Marienbad sur la
circulation, je suis en état d'exposer encore trois cas de lésions
du cœur, dans lesquelles je les ai appliquées.

Obs. XXVIII. *Insuffisance mitrale ; artério sclérose. — Service clinique de M. Peter à l'hôpital Necker, salle Laënnec,
n° 7.* — François F..., âgé de quarante-neuf ans, camion-
neur, grand buveur ; au moment de son entrée à l'hôpital, il se
plaignait du manque d'appétit, de l'oppression sous le scrobicule et à l'endroit du cœur, de la constipation, d'une toux sèche
et courte.

Les parois abdominales étaient gonflées, sensibles aux palpations, surtout à la région suscrobicule et du foie. Le foie douloureux au toucher immédiat, un peu augmenté, la rate normale.
L'auscultation découvre à la pointe du cœur un bruit systolique,

percussion : une augmentation de volume du ventricule droit. Le
pouls était irrégulier, après sept ou huit pulsations succède une
pause. Urine épaisse de couleur de brique avec sédiments.

Les traces du pouls se présentent comme voici.

Avant le commencement des eaux de Marienbad :

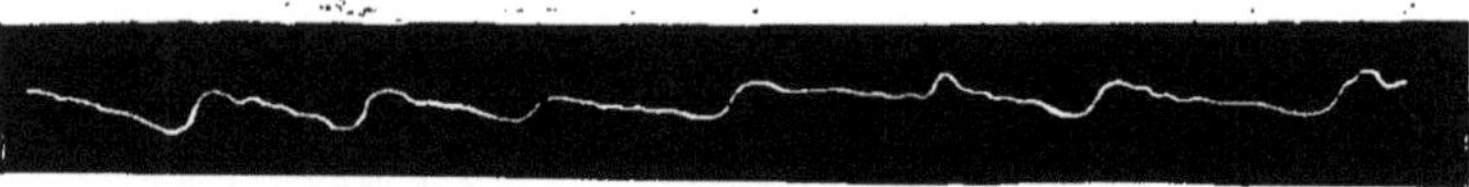

Après cinq semaines de l'emploi des eaux :

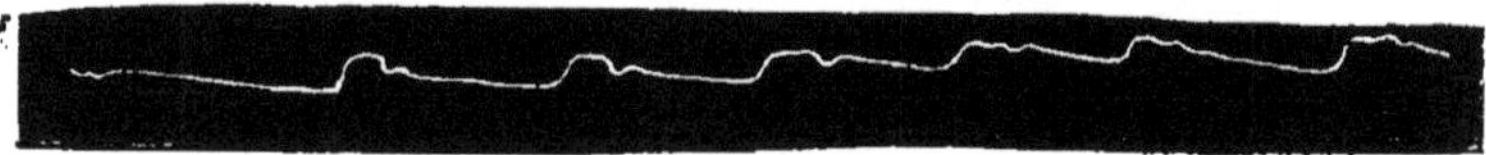

Les eaux ont provoqué deux à trois évacuations abondantes,
après huit jours de cure, le foie était normal.

Obs. XXIX. *Insuffisance mitrale, artério-sclérose. — Service de M. Peter à l'hôpital Necker, salle Laënnec, n° 1. —*
Aloise Sch..., âgé de trente-sept ans, boulanger. Buveur comme
le premier, est entré dans le service avec une grande dyspnée,
palpitations du cœur, les jambes enflées ; embarras gastriques.

Il a pris d'abord la potion de digitale qui a provoqué des urines
abondantes, jusqu'à 6¹,500 par jour, et après deux jours de re-
pos, il a commencé à prendre deux doses de Kreuzbrunnen. Le
tracé de son pouls, le 24 janvier 1889, avant le Kreuzbrunnen,
s'est présenté comme voici :

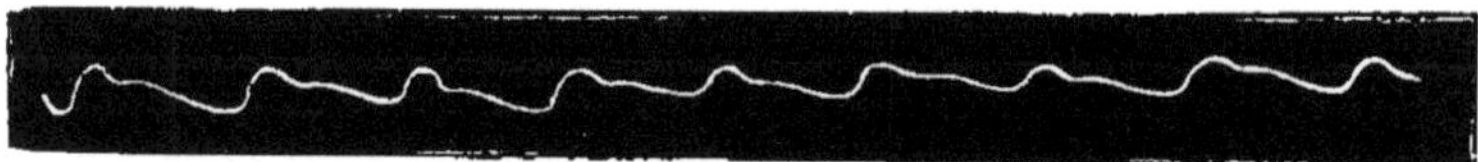

Après la cure, le 22 février, comme voici :

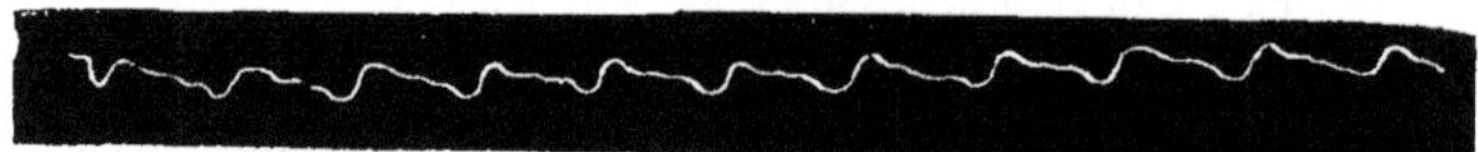

Le 2 mars, comme voici :

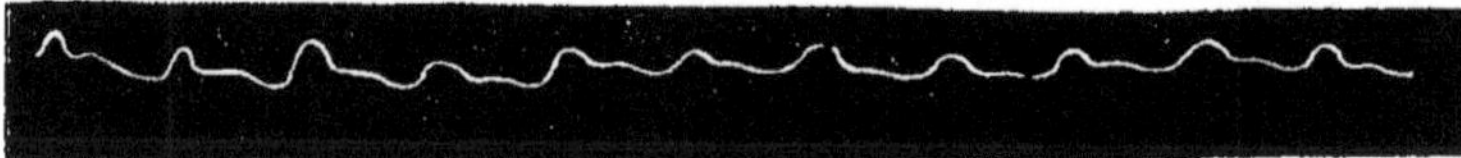

Obs. XXX. *Insuffisance aortique ; rhumatisme articulaire
invétéré. — Service de M. Peter, à l'hôpital Necker, salle*

Laënnec, n° 12. — Hippolyte F..., âgé de soixante-deux ans, terrassier. Sujet de rhumatisme depuis trente ans, est entré dans le service avec grande dyspnée, toux et affaiblissement. Son cœur a présenté tous les symptômes d'une grande insuffisance aortique et le procès athéromateux bien développé. Son pouls a présenté très souvent les pauses.

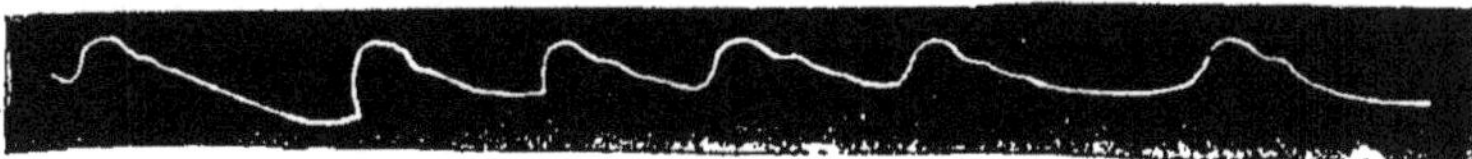

Dans les poumons les ronches comme signes de stases dans la circulation. Le ventre du malade était un peu gonflé, le foie augmenté d'un centimètre dans son volume.

Deux doses de Kreuzbrunnen ont provoqué deux garde-robes, quelquefois trois par jour, après quoi le gonflement du ventre et l'augmentation du volume du foie diminuèrent, les ronches dans les poumons disparurent, le pouls commença à être un peu plus régulier, et le vingt et unième jour de cure, il se présenta comme voici :

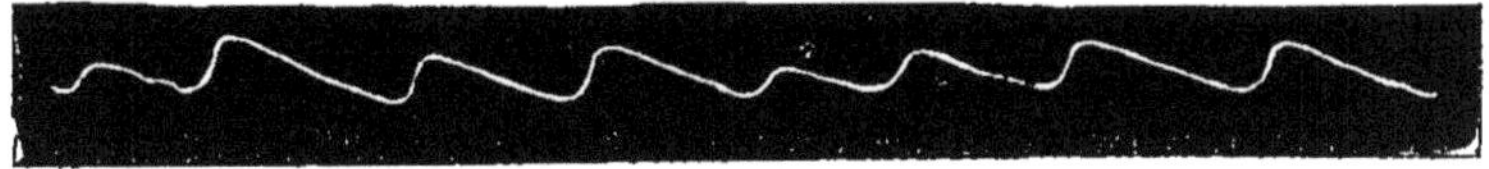

CONCLUSIONS

En appréciant les observations que je viens d'exposer ci-dessus, je puis conclure que :

1° Dans tous les cas et n'importe dans quelle maladie où j'ai appliqué les eaux sulfatées-sodiques de Marienbad, j'ai obtenu une diminution de la quantité d'urée dans les urines. Cette diminution avait lieu chez quelques individus immédiatement dans les secondes vingt-quatre heures.

2° Chez tous les malades les oscillations quotidiennes dans la production d'urée, étaient, en grande majorité de cas, beaucoup plus petites après qu'avant l'application des eaux.

3° Autant la diminution que la régularisation dans la production d'urée, dépendait de la longueur d'application des eaux; parmi les cas recherchés j'en ai observé plusieurs dans lesquels, le lendemain de l'application d'eau ou de sel de Marienbad, la quantité d'urée augmentait de 2 jusqu'à 6 grammes, pour tomber au troisième jour très sensiblement (obs. 5, 16, 19, 20, 24, 27); dans les autres, la diminution d'urée avait lieu immédiatement (obs. 1, 2, 3, 15, 18, 21, 23, 27).

4° Dans plusieurs, après l'application de sel, les oscillations dans la production d'urée ont cessé pour quelques jours complètement (obs. 8, 24).

5° Dans quelques cas l'usage du sel pendant plusieurs jours de suite, a provoqué d'abord l'abaissement; mais au lendemain une notable élévation dans la quantité d'urée; le sel retiré, l'urée baissait.

Il m'est encore difficile d'apprécier si cette augmentation dépend de l'individualité du malade ou du genre de la maladie; pour résoudre cette question, je ne possède pas d'assez nombreuses observations.

6° Les contrariétés éprouvées, les règles, le refroidissement avec ou sans fièvre, toutes les douleurs (mal de tête, mal de dent, etc.), et surtout la diarrhée, ont augmenté immédiatement et immensément la quantité d'urée (obs. 4, 8, 17, 21, 22, 26, 27), les douches froides ont produit le même effet (obs. 19).

7° Chaque fois que, pendant la cure, l'usage de l'eau était interrompu, l'urée augmentait sensiblement aussitôt. Ce n'est qu'après trois semaines de cure que cette augmentation n'avait pas lieu (obs. 8, 24). Alors, les eaux de Marienbad, *diminuant la production d'urée, limitent et par suite régularisent l'oxydation dans l'organisme; or, elles constituent le médicament épargnant et peuvent être appliquées dans toutes les maladies graves, avec la marche longue et débilitante, ainsi que dans les convalescences, après les maladies aiguës.*

Si nous comparons maintenant les effets mentionnés avec nos observations faites sur le lieu même, nous allons voir qu'elles répondent parfaitement les unes aux autres.

J'appelai déjà l'attention sur une erreur, qui est répandue, tant parmi le public que parmi les médecins, que les eaux de Marienbad sont dénutritives, qu'elles affaiblissent l'organisme, parce qu'elles guérissent l'embonpoint. Je n'ai pas besoin de discuter cette manière de voir qui est complètement fausse, parce que le mode de traitement dénutritif, affaiblissant, ne peut jamais guérir l'embonpoint qui est l'affaiblissement même ; mais j'insiste sur les faits dans lesquels l'application des eaux de Marienbad, dans les affaiblissements excessifs, ont donné les meilleurs résultats. (Voir *Bulletin général de thérapeutique*, 15 *mai* 1887. *Sur le traitement des hémorrhagies passives par les eaux sulfatées-sodiques de Marienbad*.)

J'ai expliqué alors ces résultats par l'influence du chlorure de sodium sur la nutrition, ainsi que par l'influence d'acide carbonique, qui se dégage pendant que les bicarbonates que possèdent ses eaux se dissolvent dans l'estomac; maintenant j'ajoute à cette explication encore une, qui est hors de doute, que les eaux mentionnées, en diminuant la production d'urée et, par cela, régularisant l'oxydation dans l'organisme, épargnent celui-ci.

Mais telle manière de voir est-elle sans restriction ? Quelqu'un pourrait la discuter peut-être, en prétendant que les recherches chimiques présentent en effet la diminution de la quantité d'urée dans les urines, pendant l'emploi des eaux de Marienbad ; mais ces eaux sont dissolvantes, parce qu'elles provoquent les selles abondantes, la diarrhée ; alors les malades peuvent perdre beaucoup de leur urée *par les selles* et par cela, les recherches d'urines ne démontrent pas sa quantité exacte ; or donc, cette épargne de l'organisme serait illusoire, les malades peuvent produire beaucoup d'urée, seulement son total ne peut pas être retrouvé dans les urines, parce qu'il en reste une grande quantité dans les selles, qui n'étaient pas recherchée.

Ici, je réponds ce qui suit : 1° Que les eaux de Marienbad ne sont pas purgatives, surtout à si petites doses que je les ai appliquées (250 à 1 000 grammes par jour, qui contiennent de 1 à 5 grammes de sulfate de soude), elles provoquent les évacuations plus abondantes et plus liquides que les normales, si elles agissent d'après leurs propriétés physiologiques. Sous ce rapport il ne faut pas les confondre avec les eaux hongroises (Hunyady Janos, Rakoczy-Bitterwasser, Franz-Joseph, Victoria), qui sont essentiellement purgatives. 2° Que, même que pendant leur emploi, les malades ont éprouvé la constipation, la quantité d'urée a diminué (voir obs. 6, 8, 25) et à l'inverse, dans le cas où le malade subissait la diarrhée, par une cause quelconque, la quantité d'urée était augmentée (voir obs. 16, 17, 24). 3° Enfin, les observations démontrent que les malades pendant l'usage de petites doses de la source de la Croix de Marienbad (Kreuzbrunnen), de 125 à 500 grammes par jour, ont gagné en poids. Justement le malade dans l'observation 1 a gagné 5 kilogrammes et demi, le n° 24 a gagné 50 grammes, et les autres n'ont rien perdu.

Or donc, quand je compare les quatre cas de tuberculose ainsi que les cas de chlorose et d'anémie (obs. 12, 13, 14, 15 et 16) avec les deux cas de tuberculose que j'ai soignés à Marienbad, où j'ai guéri un malade en 1875 qui a gagné 12 kilogrammes, et un autre que j'ai traité avec succès en 1888 et qui a gagné 2 kilogrammes et demi, je suis autorisé à soutenir mon assertion : que ces eaux épargnent l'organisme et par conséquent sont indiquées : dans l'*anémie, chlorose, tuberculose* et dans *beaucoup de cas semblables où la nutrition est trop accélérée ou si elle est ralentie.*

Le mode de traitement, dans les cas si différents, sera, bien entendu, différent, mais le médicament sera toujours le même. Je dois rappeler ici ce qui était souvent répété par beaucoup de médecins, que, lorsqu'il s'agit de traitement par l'eau ordinaire ou par les eaux minérales, ce n'est pas le remède qui guérit, mais le médecin, autrement dit la méthode qu'il a employée.

Insistant encore sur ce sujet de si haute importance, non seulement pour le traitement par les eaux de Marienbad, mais pour toutes les autres je reviens à mes observations. Dans les quatre cas de la tuberculose, j'ai obtenu mon but thérapeutique : « améliorer la nutrition » par de petites doses de la source de la Croix ; deux doses de 250 grammes, de 125 grammes même par jour, m'ont servi parfaitement pour diminuer la production d'urée, pour rétablir les forces du malade et épargner les pertes de son organisme ; il en était autrement dans les cas de scrofulose, de rhumatisme, de diabète, de mal de Pott ; ici il fallait employer des doses d'eau plus élevées et agir beaucoup plus longtemps pour obtenir le résultat exigé ; il en est de même de l'embonpoint, parce que toutes ces maladies ou, si l'on veut, tous ces états morbides, dépendent du ralentissement de la nutrition.

Le cas observé du diabète (obs. 24) présente pour moi quelques détails d'une haute importance. C'était le cas du diabète sans azoturie ; la quantité d'urée ne dépassait pas $6^g,465$ par jour dans 1 litre, et, pourtant, l'eau de la source de la Croix de Marienbad a fait diminuer cette quantité à $3^g,843$, jusqu'à $2^g,562$ même ; puis, au fur à mesure que le malade prenait l'eau plus longtemps, les oscillations dans la production d'urée étaient moindres, de telle sorte qu'aux premiers jours de la cure, elles étaient plus prononcées, au bout de dix jours elles cessèrent presque complètement et, pendant trois ou quatre jours de suite, la quantité d'urée restait au même niveau.

Cette régularité dans la production d'urée était plus prononcée après que le malade avait pris son eau, renforcée par l'addition de 5 grammes de sel de Marienbad ; c'était la quantité qui répond juste à celle du sulfate de soude que contiennent ces sources dans un litre d'eau. Depuis ce temps, la digestion, ainsi que la nutrition du malade étaient améliorées, l'appétit et les évacuations se régularisèrent, son visage perdit son aspect livide et enflé, il a gagné un kilogramme de poids du corps et cette augmentation resta jusqu'au bout de sa cure. Cette observation m'autorise à conclure que, dans le diabète, et surtout dans le diabète azoturé, nos eaux, diminuant la production d'urée dans l'organisme, peuvent présenter un moyen remarquable dans la thérapeutique.

En réfléchissant sur l'effet que l'addition du sel de Marienbad a produit dans la nutrition de ce malade, je peux supposer que le bon résultat du traitement du diabète par les eaux sulfatées-sodiques, dépend de la quantité de sels que celles-ci possèdent ; or, dans ce cas, les eaux de Marienbad, qui sont plus fortes sous ce rapport que les eaux de Carlsbad, lesquelles sont généralement employées dans le diabète, peuvent présenter le moyen thérapeutique plus efficace que les dernières.

8° Passons maintenant à *l'influence des eaux de Marienbad sur la digestion*; dans toutes les observations nous avons noté *l'influence régulatrice de nos eaux sous ce rapport :* l'appétit des malades devenait plus vif, les évacuations étaient, dans tous les cas, excepté l'observation 8, plus régulières. Cette influence régulatrice, nous l'avons notée surtout dans l'observation 26, dans le cas d'atonie intestinale invétérée, aggravée par la pression qui a produit le néoplasme sur les intestins.

Mais c'est surtout l'influence des eaux de Marienbad sur le foie qui est pour nous de la plus haute importance. Cette influence de sels neutres sur le foie est du reste bien connue; M. Bouchard, dans son ouvrage que j'ai déjà cité (page 130), insiste, d'une manière bien nette, sur la valeur des eaux sulfatées-sodiques dans l'obésité, parce qu'elles agissent sur le foie, *accélérant sa fonction*. M. Germain Sée se déclare d'une manière encore plus positive, sur l'efficacité des eaux de Marienbad dans l'obésité. L'éminent professeur de la Faculté de Paris dit, dans son important travail, communiqué en 1885 à l'Académie de médecine, sous le titre : *Traitement physiologique de l'obésité et des transformations graisseuses du cœur*, page 26 : « Il y a donc une véritable supériorité des eaux purgatives sur les alcalines pures; Carlsbad est préférable à Vichy. Marienbad, Brides, Chatel-Guyon sont supérieures aux précédentes et les résultats le prouvent. » Que nos eaux agissent sur le foie, qu'elles diminuent son volume, c'est ce que nous avons observé dans les observations 13, 28 et 30 ; nous constatons ce fait chaque jour à Marienbad et je n'ai observé aucun cas d'augmentation de foie, qui, après quatorze jours de cure, ne présentait pas diminution dans le volume de cet organe. Ces faits sont constatés avec toute la précision : par la palpation, la percussion et l'auscultation ; parce que nos eaux régularisant d'abord la fonction hépatique régularisent ensuite les mouvements du cœur.

Cette fonction se produit de la manière suivante : les eaux de Marienbad régularisent d'abord la circulation dans la veine porte, en éloignant les stases dans les veines de sa dépendance ; ce sont les symptômes que nous venons d'observer dans les observations ci-devant citées, et que chaque fois nous constatons sur le lieu. A cause des stases veineuses dans le foie, toutes les deux veines caves sont trop pleines de sang, et pour cela l'oreillette droite du cœur reçoit beaucoup trop de sang ; voilà pourquoi nous observons dans beaucoup de cas les bruits anormaux systoliques à la pointe du cœur, les bruits purement fonctionnels et qui proviennent exclusivement de la trop grande étendue de la valvule mitrale ; les bruits qui disparaissent aussitôt que le foie et par suite la veine cave supérieure et l'oreillette droite sont déchargées de sang. De cette même cause, la veine cave infé-

rieure est trop chargée de sang, et cet état provoque l'élévation
de la pression sanguine dans les artères rénales ; voilà pourquoi
nous observons si souvent dans les cas semblables de l'albumine
dans les urines, qui, après quelques jours de cure par les eaux
de Marienbad, disparaît complètement.

9° Après ce que je viens d'exposer ici sur l'influence des eaux
de Marienbad sur la digestion et surtout de leur effet sur le foie,
il ne me reste pas beaucoup à dire de leur *iufluence sur la circulation.*

Cette influence est aussi *régulatrice*, et pour cela les malades
avec les lésions du cœur reçoivent un soulagement dans les symptômes alarmants, après quelques jours de l'usage de nos eaux.

Quant à leur influence sur l'artério-sclérose que nous avons
exposée dans les observations 28, 29 et 30, nous pouvons
l'expliquer par l'influence des eaux de Marienbad sur le déve-
loppement de la graisse dans l'organisme, qui présente dans ce
processus un des éléments fondamentaux de sa production.

Après ce que nous avons dit de l'influence des eaux de Marienbad sur les trois grandes fonctions de l'organisme, les indications thérapeutiques pour leur emploi se présentent d'elles-
mêmes.

Pendant mes recherches je me suis servi de *sel de Marienbad.*
On l'obtient en évaporant l'eau de sources sulfatées-sodiques
sous l'influence continuelle de courants d'acide carbonique. De
telle sorte, le résidu qu'on obtient renferme tous les sels que
contiennent ces sources. En l'ajoutant à l'eau des sources, nous
pouvons les renforcer à un degré voulu.

Paris. — Typographie A. Hennuyer, rue Darcet, 7.